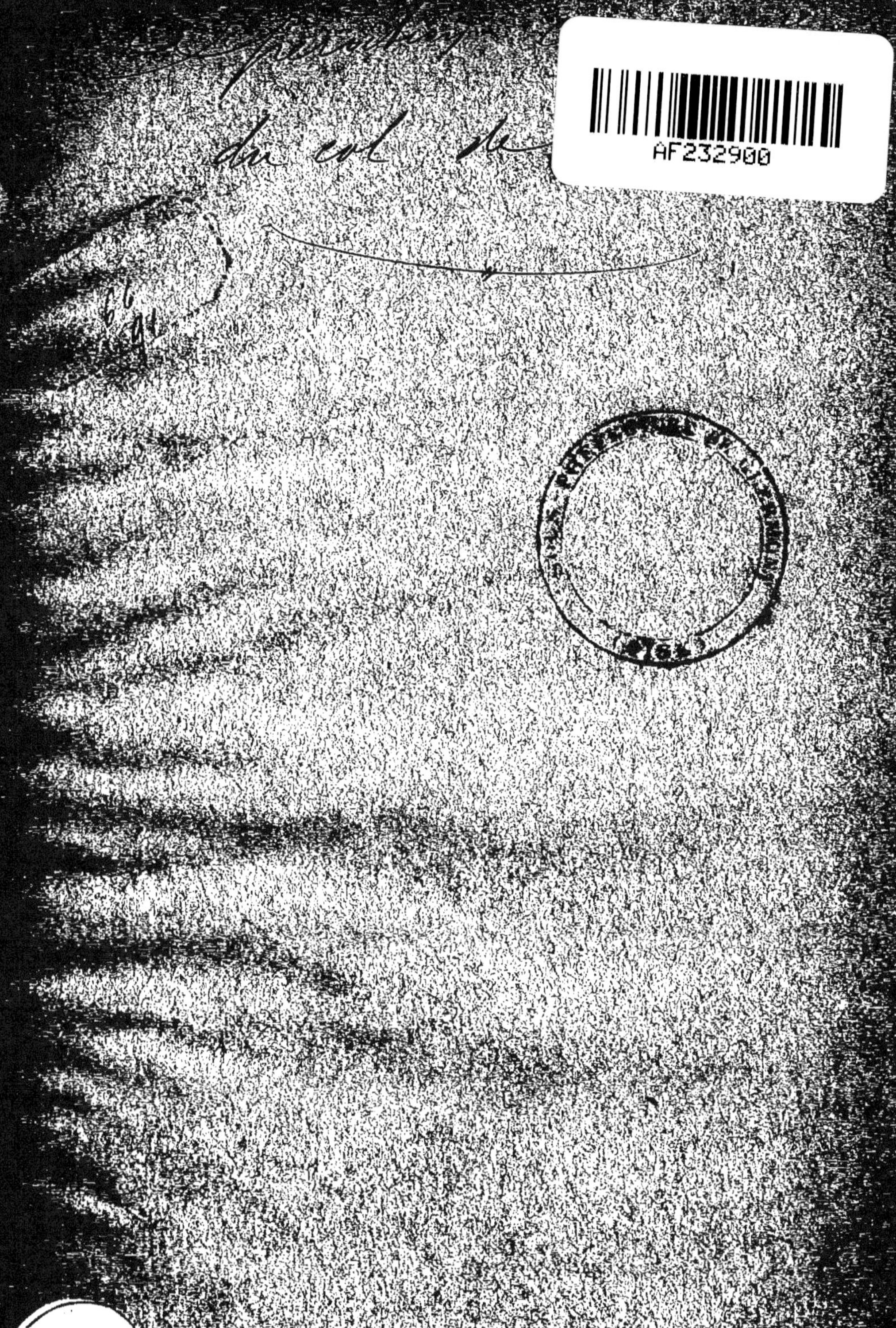

OPÉRATION CÉSARIENNE

AVEC SUCCÈS OPÉRATOIRE

DANS UN

Cas de Cancer du col de l'utérus

PAR

Le Dr PORAK

Accoucheur de l'hôpital Lariboisière

OBSERVATION (1). — Le père de la malade est mort à l'âge de 82 ans, après 3 jours de maladie : il avait joui, jusque-là, d'une bonne santé générale. Sa mère est morte à 47 ans d'hémorrhagies consécutives à la ménopause. Un de ses frères est mort à 20 ans d'une pneumonie. Elle a cinq frères et une sœur vivants à l'heure actuelle, tous bien portants et d'une constitution vigoureuse.

La malade elle-même a marché à 10 mois ; elle n'a pas fait de maladies dans l'enfance ; elle n'a jamais eu de gourmes. Pas de rhumes pendant l'hiver. Réglée à 14 ans, très régulièrement et assez abondamment pendant 5 ou 6 jours, elle n'a jamais eu de pertes blanches.

1882. — 23 ans. 1re grossesse. — La grossesse fut très bonne. Elle ne se compliqua d'aucun des accidents habituels. L'accouchement se fit par le sommet : le travail dura 4 heures et fut peu douloureux. La malade n'eut pas de déchirures sérieuses ni du col, ni de la fourchette. L'enfant était une fille très forte, très bien portante, qui vit encore et n'a fait d'autre maladie qu'une rougeole à l'âge de 3 ans.

1887. — 28 ans. IIe grossesse. — La malade se trouva en-

(1) Communication faite à la Société obstétricale et gynécologique de Paris. Séance du mois de février 1891.

ceinte 5 ans plus tard : très bonne grossesse. L'accouchement eut lieu à terme et fut peu laborieux : le travail, cette fois-ci, dura 5 heures. L'enfant, un garçon très vigoureux, vit et n'a jamais été malade. D'une façon générale, la santé de la malade fut excellente pendant ses deux premières grossesses.

Avec la troisième, se manifestèrent les premiers symptômes de l'affection actuelle.

1889. — 30 ans. IIIe grossesse. — Premiers mois. — D'après l'évolution ultérieure, cette grossesse semble remonter aux environs du 15 octobre 1888. Mais la malade ne se doutait pas encore de son état quand elle sentit les premiers mouvements actifs du fœtus. Elle avait eu, en effet, des métrorrhagies abondantes revenant tous les mois à l'époque habituelle de ses règles ; ces hémorrhagies étaient d'ailleurs peu douloureuses et ne lui avaient pas paru anormales. Pendant l'intervalle des règles, elle perdait en blanc : ce qu'elle n'avait jamais observé jusqu'alors. En même temps, elle commençait à ressentir des douleurs abdominales et lombaires : les premières localisées par elle dans le petit bassin ; les autres s'irradiant de la région des reins vers les aines, vers les cuisses, vers le périnée. Ces douleurs étaient d'abord sourdes, puis peu à peu survinrent de temps à autre des exaspérations subites.

5e mois. — Les hémorrhagies changèrent peu à peu de caractère ; en même temps qu'elles apparaissaient à des époques sans rapport avec celle des règles, elles s'accompagnaient de douleurs vives, insupportables.

6e mois. — La malade souffrant du ventre d'une façon plus aiguë et perdant une grande quantité de sang se fait porter dans le service d'accouchement de l'hôpital Saint-Louis. On lui administre des lavements de laudanum et des lavages antiseptiques qui calment les douleurs. M. Porak fit alors le diagnostic de cancer du col et agita la question d'une intervention, qu'il remit à l'époque où la femme serait en travail.

La malade sortit au bout de 15 jours, améliorée.

7e et 8e mois. — A l'exception des hémorrhagies qui sont devenues rares et peu abondantes, les symptômes précédents persistent. L'écoulement vaginal est devenu plus abondant, presque sanieux et fétide. La malade ressent de la cystite douloureuse ; « après avoir uriné, elle éprouve, dit-elle, une vive sensation de brûlure dans l'urèthre ». Le ténesme ano-rectal très intense et continuel n'est amélioré que par des lavements émollients que la malade s'administre quotidiennement. Les douleurs abdominales et lombaires persistent au même degré. La malade s'aperçoit qu'elle perd un peu de ses forces et maigrit progressivement.

9e mois. — Le 1er juin, elle entre à l'hôpital Saint-Louis, dans le service de M. Porak, pour la seconde fois ; elle est transférée au 1er juillet à l'hôpital Lariboisière.

Le 1er juillet, l'utérus est celui d'une grossesse à terme. Par le palper, on diagnostique une présentation du sommet ; par l'auscultation on s'assure que l'enfant est vivant.

Au toucher on sent le museau de tanche très augmenté de volume, présentant les nodosités caractéristiques. La lèvre postérieure du col est dépassée par la lésion qui empiète sur le cul-de-sac postérieur.

Dans la nuit du 1er au 2 juillet, le travail commence et M. Porak décide que l'opération aura lieu dans l'après-midi du 2 juillet. On prendra pendant ce temps toutes les précautions antiseptiques d'usage.

L'opération est commencée à 6 h. 20.

6 h. 20. — Ouverture de la paroi abdominale, du péritoine, de l'utérus, extraction de l'enfant, du placenta et des membranes, deux piqûres d'ergotine sont pratiquées pendant ce temps.

6 h. 30. — Injection intra-utérine d'eau très chaude, 3e piqûre d'ergotine. L'hémorrhagie est d'ailleurs modérée. — 8 points de sutures profondes et 12 points de sutures superficielles de l'utérus. On se sert de soie phéniquée. — On se borne à affronter aussi exactement le péritoine à lui-même sans chercher à le disséquer de la couche musculaire sous-jacente, on cherche à passer les sutures au-dessus de la muqueuse.

7 h. — Sutures abdominales profondes en fil d'argent et superficielles avec fils de soie phéniquée.

7 h. 20. — Toilette de la femme et pansement, qui consiste en applications d'iodoforme, de gaze iodoformée et ouate boriquée.

7 h. 32. — L'opérée est portée dans son lit.

Les suites de l'opération furent très bonnes.

Elle fut transportée dans le lit préparé au lieu même de l'opération, le ventre complètement enveloppé de ouate et de flanelle, les jambes fléchies.

2 juillet. — Le soir, on lui administre une pilule d'opium ; la nuit fut calme.

Température 38,2. P. 100.

3 juillet. — On donne à la malade quelques petits fragments de glace à sucer : 2 pilules d'opium et une piqûre de morphine.

Température : matin 37,9.
soir 38,2. P. 104.

4 juillet. — On lui donne quelques cuillerées de champagne glacé ; 1 pilule d'opium et 1 piqûre de morphine.

Température : matin 3,7 P. 94.9.
soir 37,9. P. 118.

5 juillet. — On donne en plus de la glace et du champagne, du lait glacé également par cuillerées ; 1 piqûre de morphine et 1 pilule d'opium.

Matin : T. 37.2. P. 100.
Soir : T. 36.8. P. 94.

6 juillet. — Même traitement, la malade est calme, se plaint un peu de l'estomac, mais ne souffre pas beaucoup.

Matin : T. 37.2. P 90.
Soir : T. 37,6. P. 100

L'alimentation, peu à peu, est augmentée.

Du 6 au 12 juillet, la température oscille entre 37° et 37°6, et le pouls entre 80 et 100.

A partir du 12 juillet la température et le pouls restèrent normaux. Progressivement, l'appétit revint et on lui permit une nourriture plus substantielle.

Les piqûres de morphine furent cessées le 5e jour, les pilules d'opium le 8e.

Le pansement fut défait le 14e jour, et les fils d'argent furent enlevés.

Dès le 3e jour, on entretint la liberté du ventre, en administrant un lavement tous les deux jours.

Le 23 juillet. — 21 jours après l'opération la malade redescendit à la salle commune où elle se mit peu à peu au régime ordinaire.

En même temps, elle ressentit, dit-elle, les mêmes douleurs abdominales et lombaires que précédemment, et cela dès les premiers pas qu'elle fit.

Le 19 août. — Elle passe en chirurgie, salle Denonvilliers, dans le service de M. Berger, suppléé par M. Gérard Marchand.

On lui donne des toniques et des reconstituants. Pilules de fer, vin de quinquina, potion de Todd.

La possibilité d'une opération radicale a été écartée, vu la trop grande étendue des lésions : le col est totalement et profondément ulcéré, les culs-de-sac sont pris et l'utérus est immobilisé.

On se bornera à faire un grattage palliatif.

Le 13 septembre. — La malade a son retour de couches, précédé 3 jours à l'avance par des hémoptysies assez abondantes.

17 septembre. — La malade est pâle, anémiée : les pommettes sont saillantes, les joues creuses, le visage est amaigri dans son ensemble. L'appétit se perd, les digestions sont devenues difficiles.

Le 15 décembre 1889, la mère, sur sa demande, sort du service de chirurgie, où elle était entrée un mois et demi après sa délivrance.

La cachexie s'est accentuée : du côté de l'utérus, on trouve les culs-de-sac entièrement pris ; le col est presque entièrement détruit ; il y a de l'incontinence d'urine et il s'écoule par le vagin un liquide purulent et fétide d'apparence grisâtre.

D'autre part, la malade présente du côté des poumons des signes cavitaires évidents. L'expectoration est muco-purulente.

En résumé, on peut dire que la malade sort de l'hôpital dans un état de délabrement physiologique très accentué : l'appétit est perdu ; les fonctions digestives ne s'accomplissent plus. La malade présente un teint jaunâtre, absolument cireux.

Les forces sont abolies et l'amaigrissement est extrême.

A sa naissance, l'enfant pèse 2720 grammes. Il a gardé une apparence chétive, quoique paraissant bien constitué. Son teint a rapidement pris une coloration blanc-laiteux, qu'il a gardée, il a souvent des vomissements ; il s'enrhume facilement, et a eu, à plusieurs reprises, des selles vertes.

Voyant l'assez mauvais état général de l'enfant, soupçonnant d'autre part le manque de soins ou la mauvaise qualité du lait des nourrices, M. Porak en fit changer deux fois ; l'enfant n'en continue pas moins à languir.

Se développant normalement, il devait, d'après les moyennes de Tarnier, gagner, par jour, en poids :

30 gr. 6 pendant le 1er mois.

31 gr. pendant le 2e mois.

27 gr. 4 pendant le 3e mois,

22 gr. 4 pendant le 4e mois,

18 gr., pendant le 5e mois.

*

		Normalement il aurait dû peser	Réellement il pèse
Au	2 juillet......	2720	2720
Au	2 août	3628	2730
Au	3 septembre..	4599	3275
Au	2 octobre.....	5421	3410
Au	2 novembre...	6115	3375
Au	2 décembre...	6655	3625
Au	17 décembre...	6877	3480

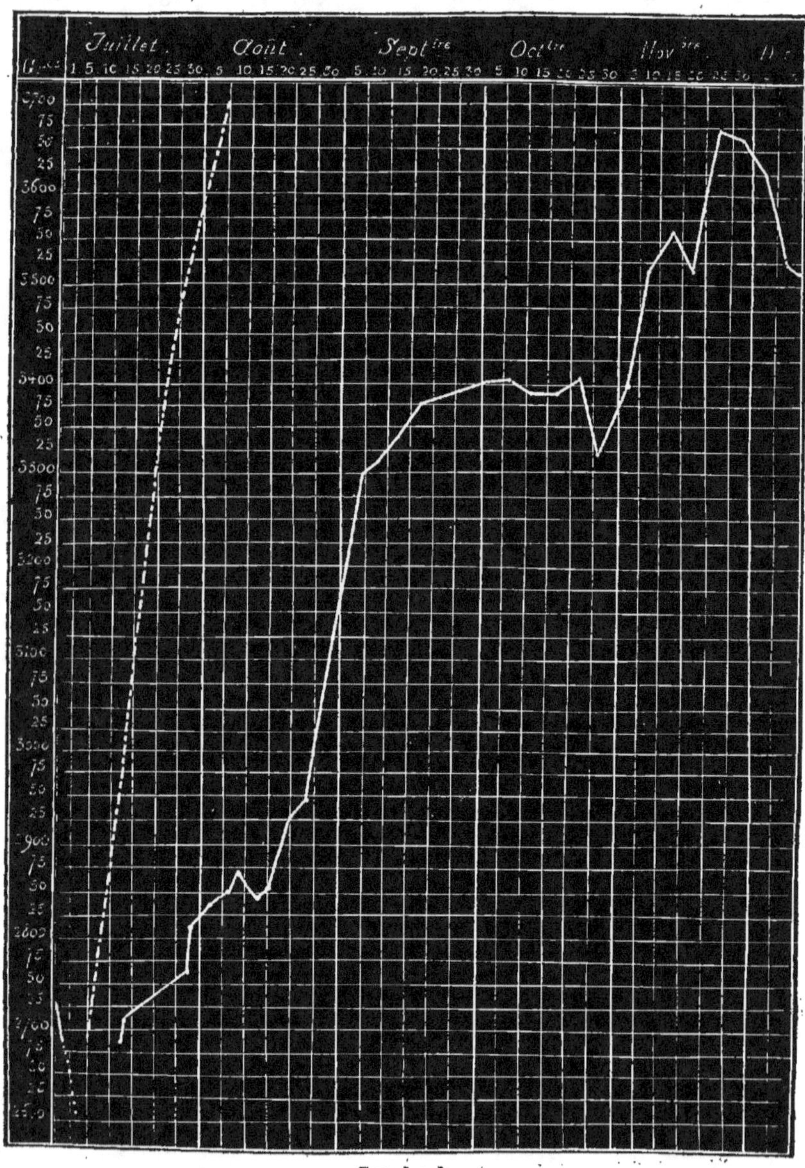

Courbe I.

On voit que les différences entre les poids indiqués dans le tableau précédent vont en s'accentuant. Ce résultat est rendu manifeste par la courbe n° 2. Ces différences sont de :

798 gr. pour le 1er mois.

1324 gr. pour le 2e mois.

2011 gr. pour le 3e mois.

2740 gr. pour le quatrième.

3030 gr. pour le cinquième.

Autrement dit, au lieu de gagner 30 à 18 grammes en moyenne par jour, l'enfant a gagné par jour :

3 gr. 6 pendant le 1er mois.

14 gr. 8 pendant le 2e mois.

4 gr. 5 pendant le 3e mois.

Il a perdu par jour, 1 gr. 1 pendant le 4e mois.

A gagné par jour, 8 gr. 3 pendant le 5e mois.

A perdu par jour 3 gr. 5 pendant la première quinzaine du 6e mois.

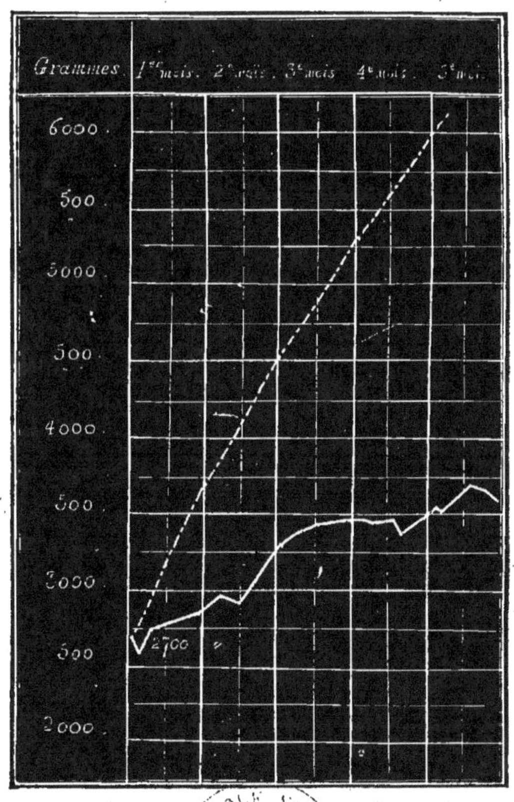

Courbe n° 2.

On a observé à plusieurs reprises des arrêts dans l'augmentation du poids et même des pertes très appréciables. Un coup d'œil sur la courbe des pesées n° 1 montre que dans plusieurs circonstances il s'est produit de brusques diminutions de poids suivies d'ascensions rapides.

L'enfant mesurait, à sa naissance, 48 centimètres de longueur totale.

A deux mois 1/2 (17 septembre), il mesure 52 centimètres 1/2.

L'augmentation de longueur est donc au-dessous de la normale : d'après les moyennes de Bouchaud, il aurait dû gagner :

4 cent. pendant le 1er mois.

3 cent. pendant le 2e mois.

1 cent. pendant la moitié du 3e mois.

Il devrait donc mesurer 56 centimètres le 17 sept.

La différence entre la longueur normale et la longueur réelle est de 3 centimètres 1/2. Elle n'est que de 1/16 de sa longueur.

La différence du poids réel de l'enfant au 17 décembre de celui qu'il aurait dû posséder, est dans la proportion de 1/1,97.

Voici, à 2 mois 1/2, les diamètres de la tête de l'enfant.

O F...........................	12.9
O M...........................	14.2
B T...........................	8.5
B P...........................	9.8
SO B...........................	11.6

Au moment de son départ, le 17 décembre, l'enfant présente un aspect misérable. Le visage, d'un blanc-laiteux, est ridé et amaigri. Il semble avoir perdu la plupart des cheveux qu'il avait vers le 3e mois. La fontanelle postérieure, en particulier, est absolument dessinée par cette calvitie. Le corps semble amaigri dans son ensemble ; la peau est flasque et semble trop large. Le ventre est ballonné, mais moins qu'il ne l'était dans la première quinzaine de novembre. D'une façon générale, cet enfant a un aspect maladif, il crie presque toujours ; il n'absorbe presque rien, vomit souvent ce qu'il prend et cependant se précipite toujours avec la même avidité sur le sein de sa nourrice.

L'observation précédente, qui a été rédigée par M. Marchand, externe de service, prête à quelques considérations.

Au moment où l'opération a été pratiquée (juillet 1890), on ne comptait encore à Paris que peu de succès par l'ancienne méthode de l'opération césarienne. Depuis Lauverjat, jusque dans ces derniers temps elle avait été constamment suivie de mort. Aussi donnait-on ici la préférence à l'opération de Porro, dont la mortalité était restée cependant considérable. Par l'ancienne méthode, MM. Bar, Bouilly, Tarnier avaient obtenu déjà des succès. Mon opération établissait une réussite pour la quatrième fois. Comme vous le voyez dans cette séance, les terminaisons heureuses se multiplient, puisque MM. Guéniot et Bar vous en apportent deux nouvelles observations.

Lorsque je vis la malade pour la première fois, la lésion qu'elle portait était si étendue qu'on ne pouvait penser à l'ablation de la tumeur et qu'on avait toutes raisons de supposer que le col rigide mettrait un obstacle sérieux à la terminaison de l'accouchement.

L'intérêt de l'enfant, dont la vie pouvait jouir d'un cours prolongé, devait donc l'emporter sur l'intérêt de la mère dont les jours étaient comptés. J'avais donc à discuter quelle méthode opératoire je préférerais, à quel moment je me déciderais à intervenir.

Dans un mémoire récent, on défend encore en Italie l'opération de Porro. On arguë que les statistiques moins bonnes de cette opération résultent de ce qu'on réserve les cas favorables à l'ancienne méthode et qu'on n'opère plus guère que par l'ablation totale de l'utérus que ceux où l'organe est infecté avant l'intervention et ceux où l'hémorrhagie ne permet plus une méthode conservatrice. L'opération de Porro, par le grave traumatisme qu'elle produit, augmente dans de notables proportions les accidents du choc et expose à toutes les complications d'une cicatrisation tardive.

Nous pensons avec Saenger, qui a rendu, dans son plaidoyer au profit de l'ancienne méthode un service important, que les succès enregistrés par la méthode de Porro ne tiennent pas à l'ablation totale de l'utérus, mais à l'introduction des précautions antiseptiques dans le manuel opératoire. On doit donc, à notre sens, donner la préférence à la méthode conservatrice lorsque l'hémorrhagie ou l'infection n'obligeront pas d'enlever l'utérus en totalité.

Nous avons choisi, pour entreprendre l'opération, le moment où le travail était déclaré. Alors la mise en jeu de la contractilité utérine éloigne les risques de l'hémorrhagie, l'ouverture du col assure l'écoulement ultérieur des lochies. Des observations de Treub ont d'ailleurs démontré que lorsqu'on opère avant le travail, ces craintes d'hémorrhagie ne sont pas seulement basées sur des aperçus théoriques et qu'elles sont bien réelles. L'emploi des pinces, le lien constricteur jeté autour du col n'arrivent pas toujours à les arrêter et compliquent certainement l'opération.

J'accorde qu'on sera peut-être dans des conditions moins favorables au point de vue de l'antisepsie. Pour ce qui me regarde, j'ai été assez heureux de trouver une assistance efficace auprès de mes collègues et amis, MM. Budin, Bonnaire et Tissier, de pouvoir être assuré de l'antisepsie des instruments et des objets de pansement grâce au concours de M. Leclerc. Je pense qu'à Paris on se trouvera assez facilement dans des conditions aussi favorables dans un temps relativement assez court.

Quant à l'opération elle-même, elle a été conduite très simplement. Sans m'étendre sur tous les détails du manuel opératoire, quelques points cependant méritent de m'arrêter un instant.

Tout en rendant hommage aux services signalés qu'a rendus Saenger, il n'y a pas d'opération de Saenger à proprement parler. Les points qu'avait particulièrement à cœur cet opérateur distingué, n'ont pas prévalu dans la pratique.

Les longues statistiques de cet auteur sur la valeur des substances employées dans les sutures, que je me suis appropriées en y ajoutant quelques observations tirées de notre littérature, n'aboutissent aujourd'hui à aucune conclusion utilisable.

La dissection d'un lambeau de la musculeuse utérine de façon à affronter plus exactement la séreuse à elle-même, la précaution de ne pas exposer dans la cavité utérine les parties profondes des sutures profondes, la pratique des sutures superficielles comme on le fait pour réunir l'intestin d'après la méthode de Lembert, aucun de ces points n'a d'importance capitale.

Je me suis convaincu, à la suite d'une opération césarienne, pratiquée sur une femme agonisante, que malgré les soins que l'on prend, les parties profondes des sutures profondes sont le plus souvent exposées dans la cavité utérine, parce que les parties de la muqueuse utérine non saisies s'écartent.

Quant à l'affrontement de la séreuse à elle-même, on peut l'obtenir sans dissection du péritoine, ni suture de Lembert. Il faut évidemment faire tous les efforts pour l'obtenir, mais si on n'y réussit pas, il ne semble pas que cela doive avoir les conséquences que Saenger redoute.

Les particularités qui concernent la santé de l'enfant dans l'observation précédente méritent aussi d'attirer votre attention.

L'opération que j'ai tentée était faite dans l'intérêt de l'enfant.

Je faisais assez bon marché des risques courus par la mère

dont l'existence était menacée à brève échéance au profit de la vie de l'enfant qui se présentait avec des espérances plus longues.

Le moment où on pratique l'opération n'est pas indifférent à ce propos. Lorsque le col est rendu rigide par la néoplasie du cancer, on voit des femmes, au moment du terme, avoir des contractures utérines mal définies établissant un travail mal accusé, ou mises en jeu à des intervalles espacés constituant plusieurs accouchements successifs arrêtés dans leur évolution.

Soit du fait de la cachexie dont est frappé la mère qui met l'enfant dans des conditions de vitalité médiocres, soit par le fait de la contraction ou de la contracture de l'utérus qui s'épuise en vain sans aboutir à la dilatation du col, soit parce que le terme de la grossesse est dépassé, l'enfant succombe. Il y a donc un moment à choisir pour que l'enfant soit aussi développé que possible sans que sa vie soit compromise.

Dans mon observation nous n'avons pas eu à discuter ces indications. Le travail s'est déclaré franchement au terme prévu et aboutit après une douzaine d'heures à une dilatation évidente, mais peu étendue du col.

L'opération menée rapidement ne présenta aucune difficulté au moment de l'extraction du fœtus. Mais celui-ci, quoique bien à terme, ne pesait que 2,700 gr., c'est-à-dire, 500 gr. au-dessous du poids moyen. Il se présentait, quant à son développement, dans des conditions défectueuses. A-t-il donc porté en naissance une vitalité et une nutrition inférieures ? Je n'en sais rien au juste. Mais on voit d'après les tableaux ci-joints son faible accroissement pendant cinq mois. Cela ne tenait pas, à coup sûr, à une alimentation insuffisante ou mal appropriée. Car j'ai fait pour cela tous les sacrifices et donné tous mes soins pour qu'elle fût aussi satisfaisante que possible.

Il y aurait une statistique curieuse à établir au sujet de la santé des enfants nés de mères cancéreuses ou de mères cachectiques pour établir comment ils se développent ultérieurement, tout en réservant les conditions défavorables d'un accouchement difficile.

On conçoit que, si dans de telles conditions les enfants sont, dès la naissance, frappés dans leur nutrition au point que leur développement soit diminué, leur vie compromise, cela devrait changer d'une façon sérieuse les indications d'une opération faite dans leur intérêt aux risques de la mère.

Clermont (Oise). — Imprimerie Daix frères, 3, place Saint-André.

137